FARHAN HUSSAIN
ANUSHKA SHARMA

ORTODONTIA PARA ADULTOS

FARHAN HUSSAIN
ANUSHKA SHARMA

ORTODONTIA PARA ADULTOS

Abordagens abrangentes ao tratamento e melhoria estética

ScienciaScripts

Imprint

Any brand names and product names mentioned in this book are subject to trademark, brand or patent protection and are trademarks or registered trademarks of their respective holders. The use of brand names, product names, common names, trade names, product descriptions etc. even without a particular marking in this work is in no way to be construed to mean that such names may be regarded as unrestricted in respect of trademark and brand protection legislation and could thus be used by anyone.

Cover image: www.ingimage.com

This book is a translation from the original published under ISBN 978-620-5-52522-7.

Publisher:
Sciencia Scripts
is a trademark of
Dodo Books Indian Ocean Ltd. and OmniScriptum S.R.L publishing group

120 High Road, East Finchley, London, N2 9ED, United Kingdom
Str. Armeneasca 28/1, office 1, Chisinau MD-2012, Republic of Moldova, Europe
Printed at: see last page
ISBN: 978-620-8-19705-6

ÍNDICE

1:0 INTRODUÇÃO

Atualmente, verifica-se um aumento da procura de tratamento ortodôntico entre os adultos. 20-25% dos pacientes ortodônticos são adultos. Além disso, este padrão irá provavelmente aumentar significativamente num futuro não muito distante, tendo em conta que a sociedade está a ficar mais informada e esteticamente mais preocupada. Consequentemente, é fundamental investigar e compreender as diferentes partes do tratamento ortodôntico em que os adultos necessitam de contemplações invulgares, ao contrário dos jovens. A ortodontia para adultos é essencialmente igual à ortodontia para adolescentes no que diz respeito às alterações dos tecidos relacionadas com o desenvolvimento dos dentes, às fases do tratamento e ao objetivo do tratamento. No entanto, existem certos contrastes em alguns ângulos, nomeadamente psicossociais, mecânicos e biológicos, em que os adultos necessitam de uma reflexão excecional para a administração social e clínica[1] . A frequência da má oclusão em adultos é igual (ou) maior do que a observada em crianças e adolescentes. Até há pouco tempo, a procura de tratamento ortodôntico por parte de adultos era invulgar. Desde a década de 1990, 15% dos pacientes ortopédicos eram adultos. Eles dividem-se em 2 grupos diferentes

(1) **adultos jovens** (menos de 35 anos, muitas vezes nos seus 20') que desejavam, mas não receberam tratamento ortopédico durante a adolescência.

(2) **Um grupo mais velho**, normalmente na casa dos 40 ou 50 anos, que tem outros problemas dentários e precisa de ortodontia como parte de um plano de tratamento mais alargado.

A primeira visita ao ortodontista pode resultar em uma série de conflitos, que podem se desenvolver entre o ortodontista e o dentista geral, entre o paciente e o ortodontista, ou mesmo entre o paciente e o dentista geral. O ortodontista pode abordar o dentista geral para obter informações sobre o paciente e os cuidados dentários gerais, e entrar numa discussão diplomática sobre a etiologia do problema ortodôntico. Os dentistas gerais podem não estar cientes de que existem soluções ortodônticas para muitas más oclusões. O paciente pode reagir negativamente à informação sobre o problema e pode considerar aceitar a situação. Os pacientes podem também perguntar-se porque é que ninguém lhes explicou o que estava a acontecer com a sua dentição e censurar o dentista geral. Na verdade, o dentista geral pode ter abordado o assunto anteriormente, mas o paciente não quer se lembrar dos detalhes da discussão. Um passo crucial em qualquer tratamento ortodôntico de pacientes que desenvolvem má oclusão devido à migração dentária é o nível de informação sobre a etiologia, a complexidade da má oclusão e o prognóstico com e sem tratamento (Melsen e Klemt, 1997). Além disso, o paciente também deve ser informado sobre a manutenção a longo prazo necessária após o tratamento em termos de retenção e cuidados periodontais. A fase inicial de qualquer tratamento é a elaboração de uma lista de problemas, combinando os resultados de um exame clínico funcional, extra-oral e intra-oral. O conteúdo da lista de problemas depende do conhecimento e da diligência do clínico. Um dentista geral pode muito bem ignorar uma má oclusão e o ortodontista pode igualmente subestimar os problemas periodontais do paciente. A cooperação do paciente depende da perceção e compreensão que este tem do seu estado dentário, e o prognóstico depende da meticulosidade tanto do exame como da comunicação dos problemas ao paciente. O dentista geral pode não ter explicado claramente ao paciente as consequências da extração de um dente. Como resultado, o dente em falta pode não ser substituído e desenvolve-se um colapso da mordida. A migração dos dentes devido à degradação periodontal progressiva e o efeito aditivo dos hábitos miofuncionais (armadilha labial) para os dentes também devem ser explicados ao paciente (Akin-Nergiz, 1997; Roblee, 1998; Sanders, 1999; Willems, 1999). Uma vez elaborada a lista de problemas, os objectivos do tratamento têm de ser acordados por todos os dentistas envolvidos no caso. Ao definir o objetivo do tratamento, as limitações do caso individual devem ser levadas em consideração para evitar expectativas irreais. O objetivo do tratamento ortodôntico pode ser simulado tridimensionalmente numa combinação de um cefalograma e um oclusograma. Esta imagem pode servir de base para que os sistemas de forças necessários sejam expressos em termos matemáticos, e então a seleção e o desenho do aparelho podem ser formulados. No final do tratamento, deve ser efectuada uma avaliação que compare o resultado com os objectivos. Uma condição prévia é, portanto, que os objectivos do tratamento tenham sido especificados. Isso às vezes pode ser difícil em indivíduos em crescimento, mas geralmente é possível em casos de adultos. Este relato de caso apresentará um exemplo da progressão através das diferentes fases de um tratamento ortodôntico, com a consideração de uma abordagem interdisciplinar .[2]

AS RAZÕES PARA O AUMENTO DO NÚMERO DE PACIENTES ADULTOS SÃO

1) Melhoria das técnicas de colocação de aparelhos
2) Inovações na investigação de materiais, tais como brackets de cerâmica e fios de cor dentária.
3) Gestão mais sofisticada e bem sucedida dos sintomas associados à disfunção articular
4) Gestão mais eficaz das displasias esqueléticas utilizando técnicas cirúrgicas ortognáticas avançadas.
5) Aumento do desejo dos pacientes e dos dentistas restauradores de tratar os problemas de mutilação dentária utilizando a movimentação dentária e próteses fixas em vez de restaurações removíveis
6) Redução da vulnerabilidade à rutura periodontal em resultado da melhoria da relação dentária e da função oclusal
7) O papel do dentista de família
8) O papel dos meios de comunicação e dos recursos visuais.
9) Melhoria do estatuto socioeconómico.
10) Maior consciência das preocupações com a saúde e a estética.

2:0 HISTÓRIA

Os presidentes de departamentos de várias instituições de ensino que participaram de uma mesa redonda sobre o futuro da Ortodontia fizeram declarações significativas sobre a terapia ortodôntica em adultos. Sempre existiram opiniões conflitantes sobre a viabilidade do tratamento ortodôntico no adulto . [3]

- **Reidel & Dougherty** (1976) previram o estado atual do tratamento ortopédico de adultos e salientaram a necessidade de serviços ortodônticos adjuntos prestados por periodontistas e dentistas de restauração.
- **Kingsley (1880)** sugeriu que quase não havia limites para a idade em que a movimentação dentária poderia não ser bem sucedida (ele tratou um paciente de 40 anos com mordida cruzada anterior).
- Por outro lado, **Mac Dowell (1901)** era de opinião que, após os 16 anos de idade, o tratamento ortodôntico também era impossível devido ao desenvolvimento da fossa glenoide, da dentição dos ossos e dos músculos da mastigação.
- **Lischer (1912)** acreditava que o período entre os 6-14 anos era uma idade de ouro do tratamento
- **Case (1921)** demonstrou as possibilidades de tratamento em pacientes idosos e periodontalmente afectados.

O Population Reference Bureau, um grupo de estudos demográficos sem fins lucrativos de Washington, DC, previu que, em 2025, os americanos com mais de 65 anos ultrapassarão os adolescentes em mais de 2:1. De acordo com o U.S. Census Bureau, em 2030 a idade média deverá ser de 41 anos. Em 2050, é provável que um em cada quatro americanos tenha mais de 65 anos. Muitos demógrafos consideram estas projecções muito conservadoras; segundo algumas estimativas, a idade média acabará por atingir os 50 anos. Assim, as considerações demográficas aqui demonstradas ilustram a importância de os ortodontistas desenvolverem as competências necessárias para gerir o número crescente de pacientes ortodônticos adultos interdisciplinares. Além das recentes melhorias nas técnicas de tratamento e mudanças nas filosofias de tratamento, razões estatísticas importantes explicam por que os ortodontistas se tornaram mais envolvidos na gestão do paciente adulto .[4]

Os consultórios que cresceram registaram uma percentagem mais elevada de doentes adultos do que os que não cresceram. O tratamento de adultos foi classificado significativamente mais alto como um método de construção de prática pelos consultórios em crescimento do que pelos consultórios em declínio. Como o volume (percentagem) de pacientes adultos aumentou nos consultórios de ortodontia, as habilidades exigidas do ortodontista mudaram. O artigo de Musich de 1986 demonstrou o alcance das considerações sobre o planeamento do tratamento[5] . Dos quase 1.400 adultos examinados consecutivamente no estudo de Musich, cerca de 70% a 75% da amostra necessitava de uma gestão multidisciplinar para atingir os melhores resultados de tratamento.

3:0 DIFERENÇA ENTRE O ADOLESCENTE E O ADULTO

No adolescente, o movimento dentário é afetado pelo crescimento, enquanto que no adulto lidamos apenas com o movimento dentário. Além disso, o tratamento ortodôntico nos adultos baseia-se muitas vezes em sintomas detectados pelo paciente, enquanto nas crianças se baseia mais frequentemente em sinais detectados pelos profissionais ou pelos pais. Igualmente importante é o facto de os adultos procurarem o tratamento mais frequentemente por razões estéticas e, por isso, é provável que tenham expectativas pouco razoáveis sobre o resultado do tratamento, são menos adaptáveis ao aparelho e são intransigentes na sua avaliação dos resultados do tratamento. Numa nota mais positiva, os pacientes adultos são mais limpos, mais cuidadosos, mais pontuais, pagam rapidamente, são muito menos sensíveis à dor e o tempo de tratamento é igual ou inferior ao dos pacientes mais jovens.

4:0 LIMITAÇÕES DO TRATAMENTO EM ADULTOS

Existem duas categorias de factores

(a) INTRÍNSECA-BIOLÓGICA

(B) SISTEMAS BIOMECÂNICOS EXTRÍNSECOS

4:1 A limitação intrínseca marcada é a falta de crescimento nos adultos; as discrepâncias esqueléticas podem, portanto, ser corrigidas pela cirurgia ortognática. O tratamento ortodôntico limita-se apenas à movimentação dentária e à modelação do processo alveolar. Uma vez que o movimento dentário ortodôntico resulta de uma reação celular a um estímulo mecânico, a resposta celular pode variar consoante a saúde e a idade do indivíduo .[6]

Outros factores intrínsecos

4:1:1 Periodonto

O tecido primário a ser influenciado pelas forças mecânicas aplicadas aos dentes na PDL. De acordo com ***Norton***, a insuficiência da fonte de células progenitoras pode ser devida à vascularização com o aumento da idade. A fonte insuficiente de pré-osteoblastos é responsável pelo atraso na resposta ao estímulo mecânico.

4:1:2 Osso alveolar

Estrutura: O movimento dentário ortodôntico como resultado da modelação e remodelação óssea também depende muito das alterações do esqueleto relacionadas com a idade. O osso cortical torna-se mais denso, enquanto o osso esponjoso diminui com a idade e a estrutura do osso muda de um favo de mel para uma rede.

Patologia: O deslocamento apical do nível ósseo marginal é um fator local que influencia os antecedentes biológicos do movimento dentário em adultos. A perda óssea marginal está relacionada com a idade, mas é também o resultado de uma doença periodontal progressiva.

4:1:3 Dentes : Os adultos também são mais susceptíveis de ter dentes em falta, dentes reduzidos em dimensão devido a atrito, bem como dentes com grandes restaurações.

4:2 Limitações extrínsecas : Invariavelmente causadas pela nossa incapacidade de adaptar o sistema de força para produzir o estímulo desejado. O sistema de força utilizado no tratamento de adultos difere em vários aspectos daquele utilizado em indivíduos jovens em crescimento.

Tendo em conta a limitação acima referida, é fácil ver que o seguinte
Os problemas são difíceis de tratar apenas com a ortodontia:

Mordida profunda: A extrusão dos dentes posteriores não é compensada pelo crescimento do côndilo.
Mordida cruzada posterior: a expansão da arcada não é estável.
Discrepâncias esqueléticas: desde que o crescimento está concluído.

Uma vez que o paciente adulto possui tantos problemas para o ortodontista, **Barrer** e **Chasens** et al sugeriram que era aconselhável adiar o tratamento ortodôntico quando confrontado com a seguinte situação.

1. Doença local ou sistémica não controlada/avançada.
2. Perda óssea alveolar excessiva.
3. Discrepância esquelética grave.
4. Incapacidade de evitar a destruição excessiva de tecidos duros e moles.
5. Movimento dos dentes contra a oposição oclusal ou em direção ao trauma oclusal.
6. Não é possível melhorar a saúde periodontal, a função ou a estética.

5:1 DIAGNÓSTICO E ORTODONTIA DE ADULTOS

É necessário um diagnóstico cuidadoso e um planeamento do tratamento numa **base multidisciplinar** para tratar os doentes adultos. Na verdade, o adulto, ao contrário da criança, é um doente implacável que não encobrirá as deficiências na capacidade de diagnóstico ou os erros na utilização de procedimentos mecânicos através de uma acomodação útil - no pós-tratamento. Apresenta-se sem crescimento, com pouca recuperação e com pouca adaptação à mecânica .[7]

Além disso, o adulto pode apresentar um potencial para alterações patológicas, tais como cristas em gume de faca, aumento da espessura da cortical, raízes enterradas, impactações, colapso periodontal, alterações atróficas, problemas na ATM, osteoporose, osteomalácia, diabetes mellitus. Estas condições, que surgem em resultado de distúrbios hormonais, vitamínicos ou sistémicos comuns ao adulto, exigem avaliações de diagnóstico mais cuidadosas e extensas.

Diagnóstico ortodôntico em

obriga ao desenvolvimento de uma base de dados abrangente de informações pertinentes. Os meios auxiliares de diagnóstico habituais, como a anamnese, o exame clínico e os moldes de estudo, as radiografias e as fotografias, são obrigatórios.

As radiografias I.O.P.A., oclusais e da ATM devem ser obtidas por rotina, para além da radiografia panorâmica e do cefalograma._A **abordagem de diagnóstico orientada para o problema**, tal como descrita por **Proffit** e **Ackerman**, é fortemente recomendada para garantir que nenhum aspeto das necessidades do paciente é negligenciado.

Outros procedimentos de diagnóstico que devem ser considerados num doente adulto são

- Uma série completa de radiografias da ATM
- Exame muscular

- Terapia com talas
- Avaliação do regime alimentar
- Conferência com um profissional da área

Etapas de diagnóstico

1. Recolher a base de dados com exatidão
2. Analisar a base de dados
3. Elaborar uma lista de problemas
4. Preparar um plano de tratamento provisório
5. Interagir com os intervenientes. Obter a aceitação do paciente
6. Criar um plano de tratamento final

5 : 2 DIAGNÓSTICO PERIODONTAL

- Avaliar o potencial dos pacientes para perda óssea e recessão gengival durante a movimentação dentária ortodôntica.
- O doente deve ser rastreado quanto aos factores de risco da doença periodontal.

Factores gerais	**Factores locais**
1. Família H/o. Perda prematura de dentes (indica deficiência do sistema imunitário face à infeção bacteriana crónica associada à doença periodontal)	1. Alinhamento do dente (por exemplo, crista marginal, relação CEJ)
2. Evidência de doença crónica, por exemplo: Diabetes	2. Índices de placa
3. Estado nutricional	3. Carga oclusal
4. Factores de stress actuais	4. Relação coroa/raiz
5. Fase de vida das mulheres	5. hábitos de ranger e cerrar os dentes.
	6. Estado da restauração

A consulta pré-tratamento com o periodontista deve ser uma rotina e os objectivos ortodônticos devem ser alterados de acordo com o seu conselho. O movimento dos dentes na presença de inflamação periodontal resultará numa maior perda de fixação e numa perda irreversível da crista.

5 : 3 Diagnóstico de DTM

- Os sinais de sintomas de DTM aumentam frequentemente em frequência e gravidade durante o tratamento de adultos. Por isso, é imperativo que o ortodontista esteja familiarizado com os seus parâmetros de diagnóstico e tratamento.
- Os doentes adultos, especialmente as mulheres, com sinais e sintomas da ATM devem ser avaliados no que diz respeito à exposição ao stress e à forma como lidam com o stress.

SCHIFMANN et al dividiram os problemas de **DTM** em

- Distúrbios musculares - 23%
- Doenças das articulações - 19%
- Combinação de doenças musculares e articulares - 27%
- Normal - 31%

DISTÚRBIOS DA ARTICULAÇÃO TEMPOROMANDIBULAR

1. **Desvio de forma** - Irregularidades nos tecidos articulares moles e duros intracapsulares.

2. **Deslocação do disco com redução** - Alterada A relação estrutural disco-côndilo não é mantida durante a translação, estando presente um estalido recíproco.

3. **Deslocação do disco sem redução** - Alteração da relação disco-côndilo mantida durante a translação.

4. **Hipermobilidade da ATM** - Translação excessiva do disco / côndilo muito para além da eminência.

5. **Deslocação** - Côndilo posicionado anteriormente à eminência articular e incapaz de voltar a uma posição fechada.

6. **Sinovite** - Inflamação do revestimento sinovial da ATM

7. **Capsulite-Inflamação** da cápsula articular

8. **Osteoartrose** - Doença **degenerativa** não inflamatória da articulação caracterizada por uma alteração estrutural da superfície da articulação.

9. **Osteoartrite** - Doença **degenerativa** acompanhada de inflamação secundária.

10. **Poliartrites** - **Artrite** causada por uma poliartrite sistémica generalizada.

11. **Anquilose** - Movimento mandibular **restrito** com desvio para o lado afetado na abertura.

12. **Anquilose fibrosa** - Anquilose produzida por aderências na ATM.

13. **Anquilose óssea** - União dos ossos da ATM causada pela proliferação de células ósseas, resultando na imobilidade completa da articulação.

PERTURBAÇÕES MUSCULARES

1. **Dor miofacial** - **Dor** associada a sensibilidade em bandas firmes de músculos e tendões.

2. **Miosite** - Inflamação **dolorosa** e generalizada de todo o músculo.

3. **Tendomiosite** - tendões **inflamados**

4. **Espasmo da tendinite** - contração **súbita** e involuntária do músculo.

5. **Dobra reflexa** - rigidez reflexa de um músculo para evitar a dor

6. Contratura **muscular** - resistência **crónica** de um músculo ao alongamento passivo.

5:4:1 Diagnóstico da Osteoporose

Os doentes adultos, particularmente as mulheres entre os 45 e os 50 anos (mulheres pós-menopáusicas), têm uma elevada incidência de osteopenia (baixa massa óssea assintomática) ou osteoporose (baixa massa óssea sintomática).

A OMS define:

Osteopenia como massa óssea 1 a 2,5 desvios-padrão (DP) abaixo da média do adulto jovem (YAM)

- **Osteoporose** - como > 2,5 DP abaixo do YAM
- As medições da densidade mineral óssea (DMO) de mulheres adultas com mais de 50 anos indicaram que 13% a 18% tinham osteoporose e 37 a 50% tinham osteopenia.

Assim, na avaliação de adultos para procedimentos cirúrgicos ou ortodônticos, a AVALIAÇÃO METABÓLICA ÓSSEA é uma parte essencial do diagnóstico.

O tratamento da osteoporose é problemático durante a terapia ortodôntica porque os medicamentos que inibem a reabsorção óssea (bisfosfonatos, calcitonina) e a terapia de substituição de estrogénios (TRE) podem perturbar a remodelação óssea.

5:4:2 Manifestações orais da osteoporose

A osteoporose é uma deterioração sistémica do sistema esquelético com as seguintes manifestações dentárias.

1. Diminuição da altura da crista edêntula
2. Diminuição da largura da arcada maxilar posterior
3. Perda óssea alveolar progressiva
4. Perda de fixação e recessão gengival
5. Perda de dentes

Efeitos da terapia de substituição de estrogénio:

A TRE tem uma variedade de benefícios para a saúde oral, incluindo uma diminuição da perda de anexos periodontais e uma maior retenção de dentes durante o período pós-menopausa.

Uma vez estabilizado o balanço negativo de cálcio, os doentes com osetoporose são excelentes candidatos a ortodontia e a outras terapias de manipulação óssea.

Após a melhoria das estruturas ósseas do maxilar, o planeamento do tratamento é orientado para uma carga funcional óptima, a fim de evitar a atrofia por desuso do processo alveolar através de implantes, próteses fixas após reposicionamento ortodôntico.

6:0 PLANEAMENTO DO TRATAMENTO PARA PACIENTES ADULTOS

6:1 Âmbito dos procedimentos

A Musich's realizou um estudo com 1400 adultos e demonstrou o âmbito das considerações relativas ao planeamento do tratamento

- 5% dos adultos não necessitam de tratamento
- 25,5% pertenciam ao GRUPO SOLO-PROVEDOR (necessitavam apenas de ortodontia corretiva convencional)
- 45,2% pertenciam ao grupo DUAL - PROVIDER (eram necessários dois prestadores de cuidados primários para completar o tratamento).
- Ortodontista / Dentista de restauração - 30,4%
- Ortodontista / periodontista - 8,0%
- Ortodontista / Cirurgião Oral - 6,8%
- 24,3% - pertencem ao grupo dos MÚLTIPLOS FORNECEDORES

6:2 Fator de seleção do plano de tratamento.

1. Patologia oral existente
2. Relação esquelética
3. Considerações biológicas
4. Abordagens terapêuticas disponíveis
5. Extração (vs) Terapia sem extração
6. Requisitos de ancoragem
7. Falta de dentes (mutilação dentária)

1. Patologia oral existente: inclui cáries recorrentes, falhas de restauração, cáries radiculares com envolvimento pulpar, perda óssea periodontal, sintomas da ATM e raízes retidas. Estas condições devem ser tratadas primeiro antes de se proceder à ortodontia com uma abordagem multidisciplinar.

2. Relações esqueléticas IPS: Sem crescimento com adaptabilidade esquelética mínima. Por conseguinte, são frequentemente necessários procedimentos cirúrgicos para corrigir desarmonias esqueléticas moderadas a graves.

3. Considerações biológicas : Maturidade neuromuscular - as opções mecânicas para um adulto são limitadas devido à falta de adaptabilidade neuromuscular. Existe uma tendência para o trauma oclusal transitório iatrogénico, coincidindo com as alterações oclusais ortodônticas. Suscetibilidade periodontal - durante a terapia ortodôntica, pode ser evidenciado um maior grau de perda óssea resultante de doença periodontal.

4. Abordagens terapêuticas disponíveis -

Deslocação dos dentes: a maioria requer forças de deslocação dos dentes

Ortopedia : não eficaz

Cirurgia ortognática: necessária em 10 a 20% dos pacientes adultos.

Dentisteria de restauração: frequentemente necessária.

5. Extração (vs) Terapia sem extração: As extracções atípicas são normalmente realizadas em adultos A extração de 4 pré-molares clássicos para resolver apinhamentos raramente é feita A extração de pré-molares superiores isoladamente é uma alternativa comum. Os padrões de extração atípicos variam desde a extração de um a quatro dentes com numerosas combinações para além de 1st e 2nd pré-molares.

(AO - 1995, Vol 2 - FREQUÊNCIAS DE EXTRACÇÃO, notas de *Joseph R.* Val)

As extracções assimétricas e a remoção de restaurações volumosas também são efectuadas. As extracções estratégicas são extracções ditadas por outras patologias como a periodontite ou outros danos irreversíveis. Uma análise cuidadosa conduzirá à extração estratégica para resolver problemas de alinhamento, bem como para eliminar dentes danificados.

6. Requisitos de ancoragem : Os adultos têm um maior potencial de ancoragem devido à completa erupção dos 1st e 2nd molares, bem como à acentuada deriva mesial, particularmente na arcada mandibular. Por outro lado, 40% dos pacientes adultos são parcialmente desdentados.

Os implantes para ancoragem ortodôntica desempenham um papel importante no seu tratamento. **(BJO 2002, VOL 29, 239-245)** (Ismail e Johal-UK) Os implantes integrados Osseo podem ser utilizados para ancoragem direta e indireta.

A ancoragem direta utiliza forças de um implante real que toma o lugar de um dente em falta e eventualmente suporta uma restauração dentária.

A ancoragem indireta utiliza os implantes para estabilizar unidades dentárias específicas às quais são depois aplicadas forças clínicas. Tais **FIXAÇÕES MID PALATAIS** são os ONPLANTS e ORTOPLANTS que são colocados exclusivamente para fins ortodônticos em adultos. **(JCO-2000-julho, Celenza e Hochman)**

Os Onplants foram introduzidos pela **BLOCK & HOFEMAN** em 1995, são feitos de titânio e consistem numa base de 10mm e 2mm de altura com um lado liso e outro lado texturado e revestido com hidroxiapatite. A base tem uma rosca interna para aparafusar o pilar transgengival ao qual é aplicada força. O local é exposto cirurgicamente e a superfície revestida é colocada junto ao osso. Após 6 a 8 semanas, a base é exposta e o pilar transgengival é colocado e carregado.

Em condições de desdentação parcial, podem ser utilizados implantes osseointegrados, mas a má oclusão pode deteriorar-se ainda mais, uma vez que requer um período de cicatrização.

Pelo contrário, uma forma simples e económica de ancoragem maxilar são as ligaduras **ZYGOMA. (JCO, março de 1998 -Melsern, Petersen costa)**

A melhor qualidade óssea num paciente parcialmente edêntulo é o arco zigomático e a crista infra-zigomática. São efectuados 2 orifícios na porção superior da crista infrazigomática e é puxado um fio duplo de aço inoxidável de 012" através deste canal. A este fio são fixadas molas helicoidais e elásticos para a intrusão e retração dos anteriores.

Os pacientes adultos que necessitam de intrusão de molares para controlar a mordida aberta são os candidatos adequados para o **sistema de ancoragem esquelética MIKAKO, SUGAWARA, MITRA (AJO 1999; 115: 166-74)**

As miniplacas de titânio foram fixadas na cortical óssea vestibular em torno das regiões apicais do 67 em ambos os lados. Foram utilizados fios elásticos como fonte de força ortodôntica para reduzir a altura excessiva (3 a 5mm) dos molares. O sistema foi muito eficaz.

BIOS (Glaatzmier) **EJO 18 : 1996 465 - 469**) foi concebido para fornecer funções de ancoragem em adultos e adolescentes e depois ser reabsorvido sem reacções de corpo estranho. Não são necessárias operações secundárias para remoção no final do tratamento ortodôntico. É reabsorvido em 9 a 12 meses.

(7) Falta de dentes (mutilações dentárias)

Nos adultos, a maioria destes espaços não pode ser fechada sem uma prótese, quer seja uma substituição temporária do dente durante a terapia FA, quer seja uma prótese fixa mais tarde. Os implantes tornaram-se uma alternativa fiável.

Por conseguinte, é necessária uma abordagem de equipa multidiscipilinar para a sua reabilitação global.

7:0 OBJECTIVO DO TRATAMENTO ORTODÔNTICO

Uma vez que o adulto difere em muitos aspectos do adolescente e apresenta limitações, o objetivo da ortodontia do adulto seria diferente do do adolescente.

De acordo com ACKERMAN, a ortodontia de adultos preocupa-se com o equilíbrio entre "a obtenção de contactos proximais e oclusais óptimos dos dentes, uma estética dentofacial aceitável, uma função normal e uma estabilidade razoável".

A tríade de **Jackson** de objectivos tradicionais (ou seja, estética, função e equilíbrio estrutural) não é realista nem sempre necessária para todos os pacientes adultos. Os objectivos oclusais da Classe I podem ser considerados durante o tratamento para pacientes com vários grupos de prestadores.

7:1 O ortodontista tenta normalmente atingir os seguintes objectivos quando trata pacientes adultos:

1. **Paralelismo dos dentes do pilar** : (Permite a inserção de substituições de unidades múltiplas e não requer cortes excessivos ou desvitalizações durante a preparação do pilar).

2. **Distribuição mais favorável dos dentes**: (os dentes devem ser distribuídos uniformemente para a substituição de próteses fixas e amovíveis nas arcadas individuais).

3. **Redistribuição das forças oclusais e incisais**: os casos com perda óssea de 60 a 70% exigiam que os garfos oclusais fossem direcionados verticalmente ao longo do longo eixo da raiz para manter a dimensão vertical oclusal.

4. **Espaço de embrasamento adequado e posição correta da raiz**: permite uma melhor saúde periodontal, especialmente quando é necessária a colocação de restaurações A limpeza interproximal torna-se mais fácil.

5. **Plano oclusal adequado e potencial para orientação incisal numa dimensão vertical satisfatória**: Numa dentição mutilada com colapso da mordida, pode ser estabelecido um plano oclusal adequado através da aplicação do HAWLEY BITE PLANE com a plataforma do plano anterior ajustada perpendicularmente ao eixo longo dos incisivos inferiores. Isto permite relações cêntricas num VD aceitável.

✠ O plano de mordida também permite a ACTIVIDADE NEUROMUSCULAR BILATERAL simultânea.

✠ A curva da lança deve ser suave a plana bilateralmente. Isto é difícil de conseguir se existirem molares supra-erupcionados.

6. **Relações adequadas dos pontos de referência oclusais**: quando os dentes são restaurados, devem ser posicionados de modo a obter pontos de referência bucolinguais aceitáveis. As mordidas cruzadas posteriores que não podem ser submetidas a cirurgia são posicionadas de forma a que as cúspides vestibulares maxilares contactem com a fossa central inferior com o cross-over para orientação incisal na área dos pré-molares ou caninos.

7. **Melhor competência e suporte labial**: Os adultos têm lábios superiores compridos que impedem uma retração maxilar significativa. Em casos que requerem restaurações anteriores, a retração é recomendada para alcançar a competência labial. Os incisivos inferiores que se estendem 1 a 2 mm para dentro da mucosa palatina (casos de Classe II Div 1) causam irritações nos tecidos moles. Assim, o seu IMPA é aumentado (105° a 120°) para estabelecer a orientação incisal. É criado um suporte labial adequado para evitar rugas que tornam o rosto prematuramente envelhecido.

8. **Melhoria da relação coroa/raiz**: Se a perda óssea for isolada num único dente, o comprimento das coroas clínicas é reduzido e o dente pode ser erupcionado ortodonticamente, melhorando assim a relação coroa/raiz.

9. **Melhoria (ou) correção de defeitos mucogengivais e ósseos**: O reposicionamento de dentes proeminentes irá melhorar a topografia gengival. Em adultos, o objetivo deve ser o de nivelar o osso do peito entre as JCE adjacentes: alterações favoráveis nos tecidos moles e ósseos diminuirão a necessidade de cirurgia muco-gengival.

10. **Melhor auto-manutenção** da **saúde** periodontal: A melhoria da auto-manutenção da saúde periodontal ocorre com a posição correta dos dentes. Isto pode ser visto após a correção do colapso da mordida e do desvio mesial acelerado.

11. **Melhoria estética e funcional**: Um plano deve proporcionar uma estética dentofacial aceitável e permitir melhorias a nível muscular, funcional, da fala normal e da mastigação.

8:0 CONSIDERAÇÕES BIOMECÂNICAS NA ORTODONTIA DE ADULTOS

(Lindauer JS. Rebellato J), (Dent Clin North Am 1996 : 40 : 811 - 836.)

O tratamento ortodôntico no adulto deve ser planeado sem a expetativa de que o crescimento ou quaisquer alterações nas relações dos maxilares compensem as discrepâncias interarcos. É necessário um controlo biomecânico preciso do movimento dentário para conseguir a correção da má oclusão em todas as 3 dimensões.

✠ As forças utilizadas nos adultos devem ser **inferiores** às utilizadas nas crianças. As forças iniciais devem ainda ser mantidas baixas porque o conjunto imediato de células progenitoras disponíveis para reabsorção é reduzido.

✠ Em adultos com envolvimento periodontal onde o osso foi perdido, as PDL são diminuídas com o resultado de que a mesma força contra a coroa produziria uma maior pressão nas PDL. **A magnitude absoluta da força deve, portanto, ser reduzida**.

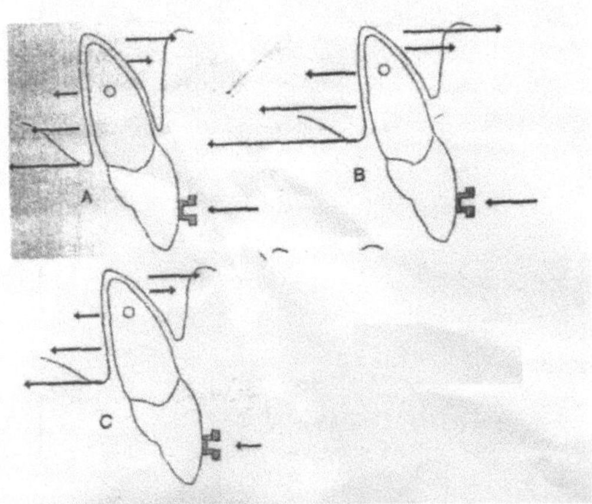

A perda óssea marginal faz com que o C_{RES} (b) seja deslocado apicalmente. A magnitude do momento de inclinação é o produto da força e da distância (ponto de aplicação da força ao C_{RES}).

Uma vez que o C_{RES} se moveu apicalmente, maior será o momento de inclinação para a mesma força, pelo que é necessário um CONJUNTO de contra-vela para afetar o movimento do CORPO.

✠ Os níveis de força devem ser reduzidos, mas a magnitude do par aplicado para contrariar a tendência para a inclinação não deve ser reduzida proporcionalmente.

✠ Na presença de perda óssea marginal, devem ser mantidas forças intrusivas ligeiras e contínuas.

8:1 Seleção de mecânicos

O aparelho deve produzir um sistema de força controlado e constante nos três planos para permitir uma baixa taxa de deflexão do chumbo

8:2 Controlo vertical e perfil facial

A manutenção do controlo vertical e do perfil facial é muito importante no tratamento de pacientes adultos. Uma criança tolera melhor o movimento dentário extrusivo, pois o crescimento condilar e o desenvolvimento vertical do processo alveolar durante a infância permitem esse movimento dentário. Em contraste, qualquer movimento extrusivo dos dentes posteriores no adulto levará a uma abertura da mordida através da rotação para trás da mandíbula, resultando num aumento da altura facial e do overjet. A extrusão dos incisivos pode não ser desejável, uma vez que a maioria dos pacientes que sofrem de doença periodontal avançada tem dentes superiores extruídos e espaçados. Estes pacientes necessitam de intrusão e retração.

8:2:1 Perda de controlo vertical

A extrusão não intencional é possível tanto com aparelhos fixos quanto com aparelhos removíveis. De acordo com **Burstone**, esta perda de controlo vertical é possível em vários casos de terapia **com aparelhos fixos**, tais como.

- ✠ Dobras da ponta para trás
- ✠ Posicionamento incorreto do suporte
- ✠ Força excessiva
- ✠ Nivelamento de fio reto
- ✠ Correção da raiz anterior

A perda do controlo vertical também é possível com a utilização de **aparelhos removíveis**, tais como

- ✠ Bloqueio da mordida
- ✠ Molas activas
- ✠ Tampa do queixo
- ✠ Dispositivos occipitais para a cabeça
- ✠ Aparelhos magnéticos
- ✠ Aparelho miofuncional

Deve ter-se um cuidado considerável na utilização dos aparelhos acima referidos, de modo a evitar a extrusão desnecessária de dentes.

9:0 DE ACORDO COM PROFFIT, O PROCEDIMENTO ORTODÔNTICO PARA ADULTOS PODE SER CONVENIENTEMENTE CLASSIFICADO EM TRÊS CATEGORIAS.

1. **Tratamento adjuvante**
2. **Tratamento global**
3. **Tratamento cirúrgico-ortodôntico**

9:1 TRATAMENTO ADJUVANTE:

O tratamento ortodôntico adjuvante é o movimento dentário efectuado para facilitar outros procedimentos dentários necessários para controlar a doença e restaurar a função.

Normalmente, o tratamento adjuvante envolve um ou todos os vários procedimentos:

✠ **Reposicionamento de dentes** que se desviaram após extracções ou perda óssea, de modo a facilitar a colocação de próteses parciais removíveis ou fixas ou mesmo de implantes.

✠ **Erupção forçada** de dentes muito partidos para expor uma estrutura radicular sólida sobre a qual se podem colocar coroas.

✠ **Alinhamento dos dentes anteriores** para permitir restaurações mais estéticas ou uma esplintagem bem sucedida.

✠ **Correção de mordidas cruzadas** se estas comprometerem a função dos maxilares.

9: 2 Golos:

✠ Facilita o tratamento restaurador, posicionando os dentes de modo a que possa ser utilizada uma técnica mais ideal e conservadora.

✠ Para melhorar a saúde periodontal, eliminando as áreas que albergam a placa bacteriana e melhorando o contorno do rebordo alveolar adjacente aos dentes.

✠ Estabelecer rácios coroa/raiz favoráveis e posicionar os dentes de modo a que as forças oclusais sejam transmitidas ao longo do longo eixo dos dentes.

9: 3 Caraterísticas da terapia

A ortodontia adjuvante implica objectivos ortodônticos limitados

(a) Os aparelhos são necessários apenas numa parte da arcada dentária. (i.e.) aparelho fixo parcial.

(b) O tratamento deve ser concluído num prazo de 6 meses.

(c) O tratamento ortodôntico para as DTM não deve ser considerado adjuvante.

9:4 Considerações sobre o diagnóstico e o planeamento do tratamento

O planeamento do tratamento adjuvante exigiu 2 etapas.

a. recolher uma base de dados adequada

b. Elaborar uma lista exaustiva mas clara do problema do doente

Os registos incluem IOPA e radiografias panorâmicas

✠ Não é necessário cefalograma antes do tratamento.

✠ São necessários moldes dentários feitos a partir de uma impressão totalmente alargada que cubra o contorno do osso alveolar de suporte.

9:5 Sequência de tratamento

Após o desenvolvimento de um plano de tratamento abrangente, 1st passo é controlar a doença dentária ativa. (i.e.) cáries activas, patologia pulpar, doença periodontal antes de se iniciar qualquer movimento dentário ortodôntico.

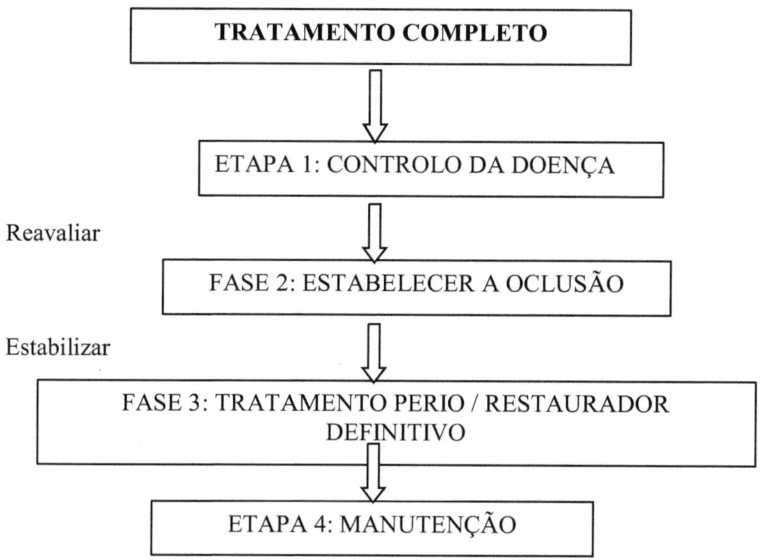

AQUI A ORTODONTIA É UTILIZADA PARA ESTABELECER A OCLUSÃO.

9:6 Possível movimentação dentária em tratamento adjuvante

(a) Movimentos mesiais ou distais de coroas e raízes específicas.

(b) Correção da inclinação axial dos dentes desviados.

(c) Correção da posição vestibulolingual de certos dentes

(d) Correcções de rotações.

A intrusão de dentes é evitada como procedimento adjuvante devido às dificuldades técnicas envolvidas e à possibilidade de complicações periodontais.

Os dentes excessivamente extruídos são tratados através da redução da altura da coroa, o que melhora a relação coroa/raiz.

9:7 Considerações biomecânicas:

O controlo da ancoragem exige que os dentes de ancoragem não possam inclinar-se. Esta é a principal razão pela qual o tratamento adjuvante geralmente requer um aparelho fixo.

✠ Recomenda-se a utilização de suportes duplos com uma dimensão de ranhura de 0,022, de preferência

✠ A ranhura retangular controla a inclinação axial buco - lingual

✠ O suporte duplo evita rotações e inclinações indesejáveis

✠ Uma ranhura maior permite a utilização de fios estabilizadores mais rígidos.

✠ Os brackets são colocados numa posição ideal apenas nos dentes a serem movidos, os restantes dentes são incorporados no sistema de ancoragem e são colocados de forma a que as ranhuras dos arcos fiquem estreitamente alinhadas. A ligação passiva dos fios aos dentes de ancoragem produz uma perturbação mínima dos dentes.

9:8 Os procedimentos habitualmente efectuados no âmbito de uma ação adjuvante

tratamento ortodôntico são

✠ Endireitar os dentes posteriores.

✠ Alinhamento dos dentes.

✠ Erupção forçada.

✠ Correção da mordida cruzada.

9: 8: 1 - Endireitamento dos dentes posteriores

Quando um dente posterior é perdido, os dentes adjacentes normalmente inclinam-se, desviam-se ou rodam. À medida que estes dentes se movem, o tecido gengival adjacente fica dobrado e distorcido, formando uma pseudo-bolsa que alberga placa bacteriana e que pode ser praticamente impossível de limpar pelo paciente.

Ao planear a verticalização dos molares, são considerados os seguintes factores

1. **Se o 3rd molar estiver presente, se o 2nd e o 3rd molar devem ser verticalizados.**

Para muitos pacientes, o posicionamento distal do terceiro molar deslocaria este dente para uma posição onde não seria possível manter uma boa higiene ou o terceiro molar verticalizado não estaria em oclusão funcional. Nestas circunstâncias, é mais adequado extrair o terceiro molar.

2. **Se os dentes inclinados devem ser verticalizados através do movimento distal da coroa,** que aumentaria o espaço disponível para um pôntico posterior, ou através do movimento mesial da raiz, que manteria, reduziria ou até fecharia o espaço edêntulo.

Esta decisão dependerá de :

a) Posição do dente oposto.

b) Oclusão desejada

c) Ancoradouro disponível

d) Contorno do osso na área do rebordo desdentado.

Se as condições não forem favoráveis, é preferível a inclinação da coroa distal para a verticalização do molar.

3. Se **é permitida uma ligeira extrusão de um molar inclinado** ou se a altura oclusal existente deve ser mantida enquanto ocorre a verticalização. A inclinação de um dente para distal geralmente o extrusa. Isto tem o mérito de reduzir a profundidade da pseudo-bolsa encontrada na superfície mesial. Além disso, se a altura da coroa clínica for sistematicamente reduzida à medida que a verticalização prossegue, a relação final entre o comprimento da coroa e da raiz será melhorada.

4. **Se os pré-molares devem ser reposicionados.**

Depende da posição destes dentes, dos contactos existentes e da intercuspidação oposta, bem como do plano de restauração.

Em muitos casos, tem de ser reposicionado porque é desejável fechar o espaço entre os pré-molares quando se colocam os molares na vertical, uma vez que isso melhorará o prognóstico periodontal e a estabilidade a longo prazo.

APARELHO PARA VERTICALIZAÇÃO DE MOLARES

Um aparelho fixo parcial com os acessórios necessários (braquetes duplos largos e tubo auxiliar colocado na gengiva) é preferível para verticalizar molares inclinados.

Alinhamento inicial do bracket: utilizando um fio flexível leve, como um A-NiTi 17 x 25 ou um aço inoxidável entrançado 17x25, do molar ao canino.

Desde o momento da colocação do fio inicial, é sempre aconselhável aliviar os contactos oclusais contra o molar. Se isso não for feito, os molares não se inclinam. Isso atrasa muito o movimento dentário desejado e pode causar uma mobilidade dentária excessiva.

Se o molar estiver severamente inclinado para distal, um fio contínuo que verticalize o molar também inclinará o 2nd pré-molar para distal, o que é indesejável. Por isso, é melhor efetuar a maior parte da verticalização utilizando uma mola de verticalização seccional.

Um fio retangular rígido (19 x 25 SS) mantém a relação dos dentes no segmento de ancoragem e uma mola auxiliar é colocada no tubo auxiliar do molar.

A mola de verticalização é formada por um 17 x 25 β–Tι sem um laço helicoidal ou um 17x25 SS com um laço adicionado para reduzir o nível de força. Devido ao facto de a força ser aplicada na superfície facial dos dentes, uma mola de verticalização helicoidal tende, não só a extrudir o molar, mas também a enrolá-lo lingualmente, ao mesmo tempo que intrude os pré-molares e os alarga bucalmente. Para contrariar este efeito secundário, a mola de verticalização deve ser curvada para vestibular, de modo a que, quando é colocada no tubo do molar, a ansa fique por lingual em relação ao fio do arco antes da ativação.

Uma mola em T em fio de aço 17 x 25 com uma angulação do braço distal também pode ser utilizada para verticalizar um molar de ponta única.

Nos casos em que se pretende verticalizar molares e fechar espaços simultaneamente, o braço distal do T - Loop pode ser puxado distalmente e apertado atrás do tubo molar, abrindo assim o loop e criando uma força mesial.

Uma modificação do T - Loop também pode ser utilizada para endireitar um molar severamente inclinado ou rodado. Neste caso, a parte terminal da mola é inserida a partir da abertura distal do tubo molar.

Quando a verticalização do molar estiver quase concluída, é frequentemente desejável aumentar o espaço disponível do pôntico e fechar quaisquer contactos abertos nos segmentos anteriores. A melhor forma de o fazer é utilizar um fio de base relativamente rígido com uma mola helicoidal aberta de SS ou A-NiTi.

Após a verticalização dos molares, os dentes ficam numa posição instável até à colocação da prótese fixa ou amovível que proporciona a retenção a longo prazo. Os dentes recentemente deslocados são muitas vezes bastante móveis e podem mudar de posição facilmente durante a construção da prótese. Por isso, antes da colocação da prótese, é necessária uma **forma intermédia de esplintagem** para manter a posição de todos os dentes pilares em todos os pacientes.

Existem dois métodos de imobilização intermédia.

1. **Fresagem extra coronal.**

2. **Fresagem intra-coronal.**

ESPLINTAGEM EXTRA CORONAL

Um fio 19 x 25 SS ou 21 x 25 β - Ti concebido para encaixar passivamente nos brackets impedirá qualquer movimento dentário. A tala deve estar livre de qualquer interface oclusal.

Splinting extra coronal

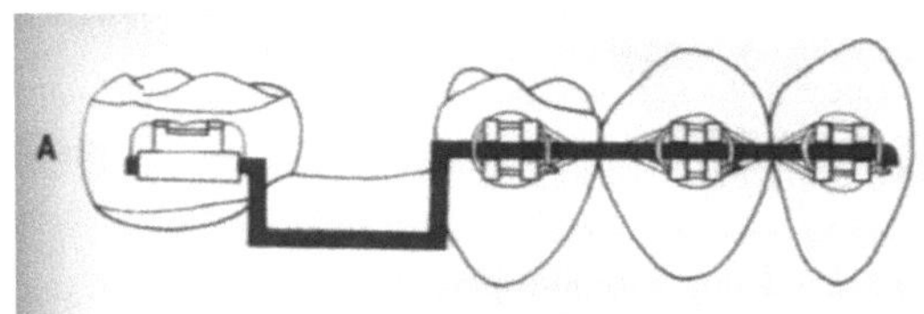

TALAS INTRA - CORONAIS

A abordagem preferida para a ferulização intermédia é uma ferulização de fio intracoronal. Podem ser preparadas cavidades pouco profundas nos dentes pilares e uma tala de fio de aço 19 x 25 ou mais pesado pode ser fixada intracoronalmente com amálgama ou resinas compostas. Este tipo de tala causa pouca irritação gengival e pode ser deixada no local durante um período de tempo considerável.

Splinting intra-coronal

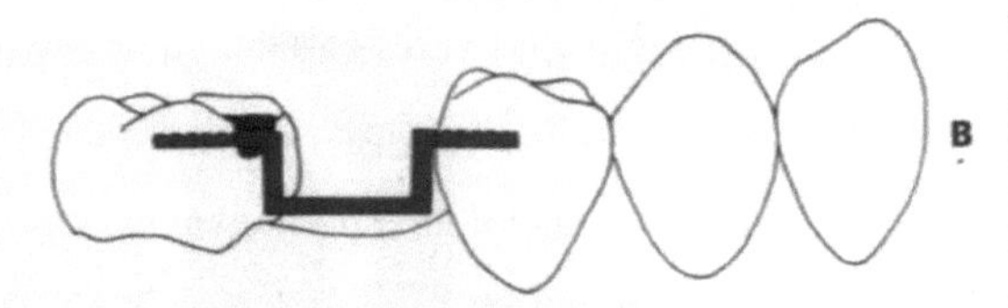

9:9:2 Erupção forçada

Os dentes com defeitos no terço cervical da raiz constituem um problema dentário complexo. Estes problemas podem surgir após uma fratura horizontal ou oblíqua, reabsorção interna ou externa, cárie ou perfurações patológicas. Regra geral, o tratamento endodôntico deve ser concluído antes da extrusão da raiz.

À medida que o dente é alargado, a gengiva anexada deve seguir a junção cemento-esmalte, aumentando assim a largura do tecido queratinizado. No entanto, pode ser necessário recontornar a gengiva para produzir um contorno gengival uniforme em relação aos dentes adjacentes, a fim de melhorar a estética.

A oclusão deve ser examinada para garantir que ainda existe espaço suficiente, tanto dentro da arcada como em relação aos dentes opostos, para permitir a colocação de uma restauração estética satisfatória. Uma consideração final é a relação coroa/raiz no final do tratamento, que deve ser de pelo menos 1:1 ou melhor.

O tempo necessário para a erupção forçada varia consoante a idade do paciente, a distância que o dente tem de ser movido e a viabilidade da PDL. Em geral, **a extrusão pode ser tão rápida quanto 1 mm por semana** sem danificar a PDL. Demasiada força e um ritmo demasiado rápido de movimentação dentária correm o risco de danos nos tecidos e anquilose.

APARELHOS

1) O aparelho precisa ser bastante rígido sobre os dentes de ancoragem e flexível onde se fixa ao dente que está sendo extruído. O uso de um fio de arco contínuo e flexível não é indicado porque inclinaria os dentes adjacentes em direção ao dente a ser extruído, reduzindo assim o espaço para restaurações subsequentes e perturbando os contactos interproximais dentro do arco.

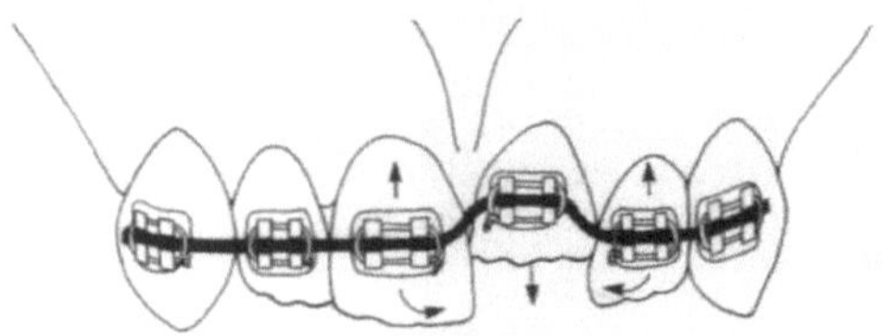

2) **Um** fio de **arco em T** é feito de 17x25 SS ou 19x25 B-Ti. A parte do arame que se liga ao dente a ser extrudido deve ser projectada para ficar mais oclusal do que o segmento de ancoragem.

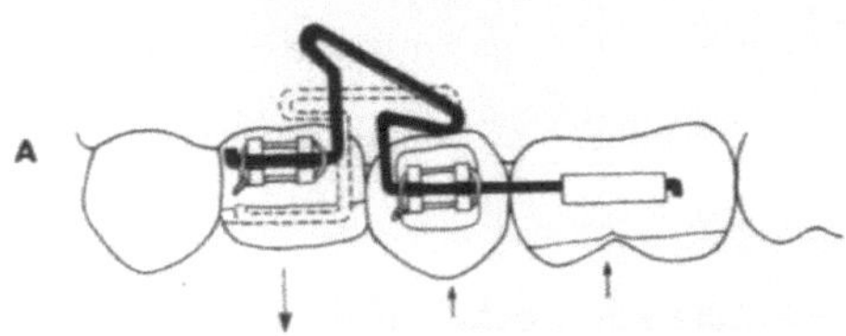

3) Uma técnica alternativa de extrusão é utilizar um fio estabilizador pesado de 19 x 25 SS ligado diretamente à superfície facial dos dentes adjacentes e colocar um pilar e núcleo e uma coroa provisória com um pino no dente a ser extrudido. São utilizados módulos elastoméricos para extruir os dentes. Este método é simples, mas não tem o controlo da técnica T-Loop.

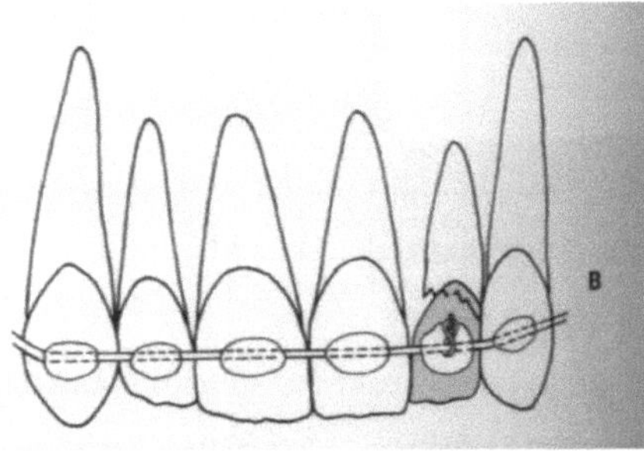

9: 9: 3 Alinhamento dos dentes

As indicações para corrigir dentes anteriores mal alinhados são

1. Para melhorar o acesso e permitir a colocação de restaurações bem adaptadas e com contornos (por exemplo, quando estão planeadas construções de resina composta para recontornar incisivos (ou) quando os incisivos periodontalmente comprometidos têm de ser esplintados.

2. Permitir a colocação de coroas e pônticos sem coroas com excesso de contorno que produziriam uma forma de embrasura deficiente.

3. Reposicionar raízes muito próximas para melhorar a forma do embrasure e aumentar a quantidade de osso interradicular que controla a doença periodontal.

4. Para posicionar os dentes de modo a que os implantes possam ser colocados para suportar as restaurações

As rotações, o apinhamento, o espaçamento, a mordida cruzada e os dentes inclinados colocam problemas para os procedimentos de restauração e periodontais. Uma "configuração de diagnóstico" pode ser muito útil no planeamento do tratamento de problemas de alinhamento, especialmente se os problemas de apinhamento e espaçamento tiverem de ser corrigidos.

Pontos a ter em conta

- ✠ A deslocação dos dentes para a língua e a correção das rotações dos dentes anteriores requerem espaço adicional na arcada.
- ✠ A desdentação dos dentes posteriores e a verticalização dos dentes com pontas geralmente fazem com que eles ocupem menos espaço dentro da arcada.
- ✠ A deslocação facial dos dentes aumenta o comprimento da arcada.
- ✠ Também pode ser criado espaço através da remoção proximal. **Sheridan** recomendou a remoção de não mais de 1/2 mm do esmalte e a aplicação tópica de flúor na superfície exposta.

TÉCNICA

<u>Alinhamento de incisais coroados, rodados e deslocados</u>

O fio inicial deve ser leve e flexível (por exemplo, NITI). O fio é apertado gengivalmente na extremidade distal do tubo molar para evitar a dilatação labial durante o alinhamento. Após o alinhamento inicial, são colocados fios redondos ou rectangulares mais rígidos.

<u>Posicionamento de dentes para implantes unitários</u>

Para uma colocação satisfatória do implante, tem de haver espaço suficiente. Os implantes mais estreitos disponíveis têm 4 mm de largura no ombro, sendo necessário 1 mm de espaço entre o implante e o dente adjacente para permitir uma cicatrização adequada. Assim, deve estar disponível um espaço mínimo de 6 mm

<u>Fechamento do diastema anterior</u>: É relativamente simples, mas requer retenção permanente com um retentor lingual colado.

Se o diastema for pequeno ou resultar do facto de os dentes adjacentes começarem a inclinar-se em direcções opostas, pode ser utilizado um aparelho removível com molas de dedo. Se o diastema for muito grande e exigir movimentos corporais, é preferível utilizar um aparelho fixo.

9: 9: 4 Correção da mordida cruzada

A mordida cruzada pode ocorrer em qualquer parte da arcada e causa frequentemente problemas funcionais, tais como interferências oclusais, traumatismos oclusais e carga oclusal incorrecta. As mordidas cruzadas anteriores são também um problema estético.

Se as mordidas cruzadas forem de natureza dentária. É possível a correção ortodôntica. Se for um problema esquelético, o doente deve ser considerado para um tratamento ortodôntico completo que pode incluir cirurgia ortognática.

✠ Se a mordida cruzada se deve apenas a DENTES DESLOCADOS que requerem apenas movimentos de inclinação, então pode ser utilizada uma APLICAÇÃO REMOVÍVEL. Quando o dente roda labialmente ou bucalmente para uma nova posição, há uma alteração vertical no nível oclusal.

✠ Nos SEGMENTOS POSTERIORES, a mordida cruzada é corrigida usando elástico **"através da mordida"** de um dente convenientemente colocado na oclusão correta.

Deve ser utilizado com precaução em adultos, pois pode causar extrusão.

✠ Se o CONTROLO VERTICAL É CRÍTICO e é necessário algum grau de movimento corporal na correção da mordida cruzada. É utilizado um sistema de arco ideal. A ancoragem é obtida a partir dos dentes adjacentes e do molar contralateral através de TPA. Um fio flexível encaixado no bracket gera as forças controladas necessárias.

10.1 TRATAMENTO GLOBAL PARA ADULTOS

O tratamento ortodôntico completo tem como objetivo tornar a oclusão do paciente tão ideal quanto possível, reposicionando todos ou quase todos os dentes no processo.

A **altura ideal** para o tratamento ortodôntico completo é durante a **adolescência**, quando os dentes sucessivos acabaram de erupcionar, resta algum crescimento vertical e antero posterior dos maxilares e a adaptação social ao tratamento ortodôntico não constitui um grande problema.

O tratamento completo também é possível para os adultos, mas coloca alguns problemas especiais que não existem para os doentes mais jovens.

As seguintes considerações devem ser tidas em conta no tratamento de adultos

- ✠ Falta de crescimento
- ✠ Maior possibilidade de doença periodontal
- ✠ Diferentes motivações para procurar tratamento ortodôntico.

No tratamento de adultos

- ✠ O aparelho deve ser **simples, de** modo a obter a máxima cooperação do paciente
- ✠ O aparelho deve exercer **forças ligeiras** para uma melhor resposta fisiológica.
- ✠ O aparelho deve ser **de ação prolongada** para diminuir o número de consultas.
- ✠ O aparelho deve ser o mais **invisível** possível (plástico, brackets de cerâmica, aparelhos fixos linguais)
- ✠ O aparelho deveria ser **mais bem conservado** (fixo)

Os mecanismos de tratamento de adultos não precisam de diferir da técnica padrão; são apenas modificados para satisfazer requisitos de tratamento específicos. Simplicidade com o máximo controlo é a palavra de ordem.

O tratamento ortodôntico completo implica um esforço para tornar a oclusão do paciente tão ideal quanto possível, reposicionando quase todos os dentes no processo.

10:2 **Motivações para o tratamento de adultos**: As principais motivações para os adultos se submeterem a um tratamento completo devem-se a razões psicológicas.

Embora uma pequena percentagem deles possa procurar um tratamento completo para as necessidades periodontais e de restauração.

10:2:1 **Motivações internas**: se o indivíduo quer melhorar o seu aspeto ou a função dos dentes e procura tratamento - diz-se que tem motivações internas e espera-se que responda bem psicologicamente

10:2:2 **Motivação externa** : um indivíduo cujas motivações são o impulso de Outros, segundo ele, são motivados externamente e têm um conjunto complexo de expectativas não reconhecidas em relação ao tratamento ortodôntico.

Outros factores de motivação

10:2:3 DTM (dor e disfunção temporamandibular) é um fator de motivação significativo para alguns adultos. O tratamento ortopédico pode, por vezes, ajudar estes doentes, mas não pode ser considerado como um fator de correção. Os sintomas de DTM surgem devido a 2 causas principais.

1. Espasmo muscular e fadiga

2. Patologia das articulações internas.

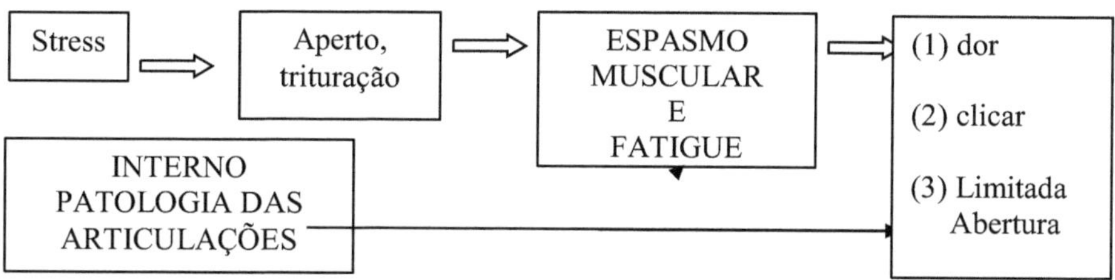

✠ Os sintomas devidos a espasmos musculares e fadiga podem ser ajudados pelo tratamento ortodôntico, que não é útil nas patologias das articulações internas.

3 grandes abordagens aos SINTOMAS DE DOR MIOFACIAL

1. Reduzir a quantidade de stress
2. Reduzir a reação do doente ao stress
3. Melhorar a relação oclusal através de procedimentos dentários de restauração ou de tratamento ortodôntico.

10: 3 ASPECTOS PERIODONTAIS DO TRATAMENTO DE ADULTOS

✠ Não há contra-indicações para o tratamento de adultos com doença periodontal, desde que a doença esteja sob controlo

✠ São identificados três grupos de risco na população

(a) Os que apresentam uma progressão rápida (10%)

(b) Aqueles com progressão moderada (80%)

(c) Os que não apresentam progressão apesar da presença de inflamação gengival (10%).

10:3:1 ENVOLVIMENTO PERIODONTAL MÍNIMO:

✠ Sendo a placa bacteriana o principal fator etiológico da degradação periodontal, os doentes submetidos a tratamento ortodôntico, especialmente os adultos, devem ter cuidados redobrados

✠ Para os pacientes ortodônticos adultos, a RECESSÃO GENGIVAL deve ser prevenida em vez de se tentar corrigi-la mais tarde. A criação de "BURACOS NEGROS" entre os incisivos centrais superiores por recessão gengival após perda periodontal é praticamente angustiante.

De acordo com o conceito atual, a recessão gengival ocorre secundariamente à deiscência do osso alveolar; se os tecidos sobrejacentes estiverem sob tensão. O stress pode ser devido a

1. Traumatismo da escova de dentes
2. Inflamação induzida pela placa

3. Alongamento e adelgaçamento da gengiva criados pelo movimento dentário vestibular

FREE GINGIVAL GRAFT é útil em pacientes adultos para controlar a inflamação antes do início do tratamento ortodôntico e nos quais a expansão da arcada está indicada para alinhar os incisivos.

10:3:2 ENVOLVIMENTO PERIODONTAL MODERADO:

Controlo da doença: É efectuada uma terapia periodontal preliminar que inclui uma preparação meticulosa da superfície radicular e curetagem e o paciente é mantido sob observação para verificar se a doença está controlada.

Procedimentos de tratamento como o **contorno ósseo (ou) retalhos reposicionados** para compensar áreas de recessão gengival são melhor adiados até que as relações oclusais finais tenham sido estabelecidas.

O controlo da doença também requer tratamento endodôntico de quaisquer dentes envolvidos na polpa. As restaurações temporárias (resinas compostas) são colocadas para controlar a cárie e os procedimentos de restauração definitiva (restauração com gesso) são adiados após a fase ortodôntica do tratamento.

MANUTENÇÃO PERIODONTAL

Recomenda-se a utilização de um aparelho ortodôntico totalmente desossado. As ligaduras de aço (ou) os braquetes autoligáveis são preferidos para pacientes com envolvimento periodontal, em vez de anéis elastoméricos para reter os fios da arcada, porque esses pacientes têm um nível mais elevado de microrganismos na placa gengival.

Durante o tratamento completo, o paciente com problemas periodontais moderalte deve ser submetido a um plano de manutenção (intervalo de 2 a 4 meses)

HIGIENE SIDA: Deve ser considerada a utilização de escovas de dentes eléctricas, estimuladores interdentários de borracha, escovas proximais e produtos químicos adjuvantes (por exemplo, clorexidina).

10:3:3 ENVOLVIMENTO PERIODONTAL GRAVE:

A abordagem geral é a mesma que a descrita anteriormente, mas

1. O programa de manutenção periodontal é efectuado a intervalos mais frequentes (de 4 em 4 ou de 6 em 6 semanas)

2. Objectivos ortodônticos modificados e forças mantidas ao mínimo absoluto devido à área reduzida de PDL

Correcções muco-gengivais

Se prestarmos atenção a 3 factores antes da terapia ortodôntica, podemos tornar o tratamento mais fácil e previsível.

1. Redução de tecido espesso, quer distal ao dente terminal, quer em áreas edêntulas
2. Faixas inadequadas de tecidos queratinizados.
3. Anexos frenais

✠ O tecido espesso fica amontoado e pode abrandar consideravelmente o movimento do dente. Durante a verticalização de um segundo ou terceiro molar, o tecido move-se coronalmente no dente e desenvolve-se uma pseudobolsa. Isto pode tornar-se um nidus para bactérias e um local potencial para a migração apical do acessório.

✠ Se houver uma faixa mínima de tecido queratinizado e as raízes saírem do alvéolo, é provável que haja recessão.

✠ Os attachements frontais que impedem ou retardam os movimentos dentários podem ser removidos durante ou antes da movimentação dentária. No entanto, se a retenção for a principal preocupação, então a remoção pode ser efectuada na conclusão da movimentação dentária.

10 : 4 : 1 Posicionamento ortodôntico do dente

✠ Deve ser efectuada tendo em conta os eventuais planos de restauração

<u>3 considerações importantes são</u>

1. Quantidade total de espaço que deve ser criado
2. Posicionamento MD do dente no espaço
3. Posição bucolingual

✠ O posicionamento ortodôntico do dente deve criar um espaço adequado para as restaurações.

✠ O posicionamento do MD pode ser no centro do espaço disponível se forem planeadas adições simétricas em ambos os lados.

✠ Se for planeada a construção com compósito, o dente é posicionado no centro da arcada.

✠ Se for decidida uma faceta facial, então o dente deve ser posicionado lingualmente para compensar a espessura da faceta no lado vestibular.

10:4:2 MODALIDADES DE TRATAMENTO MENOS VISÍVEIS PARA ADULTOS : -

Os pacientes adultos são conscientes e exigem aparelhos menos visíveis.

✠ Os CLEAR BRACKETS (brackets de plástico/cerâmica) juntamente com o fio de arco da cor do dente são as combinações mais estéticas a utilizar em pacientes adultos conscientes. O fio de arco estético (**FRC** Fibre Reinforced Composite **AJO 2000**) é composto por fibras cerâmicas embebidas numa matriz polimérica reticulada. O seu coeficiente de fricção é reduzido através da modificação da química da superfície (por exemplo: implantação de iões). Apesar disso, os adultos são frequentemente avessos ao uso de aparelhos fixos tradicionais com fios, bandas e brackets.

10:4:2A O SISTEMA INVISALIGN (BJO-2003 - dezembro vol 30 (L.joffe-UK) permite agora que os ortodontistas ofereçam aos pacientes adultos que necessitam de tratamento ortodôntico de boca inteira soluções esteticamente agradáveis.

✠ Introduzido há aproximadamente 4 anos por ALIGN TECHNOLOGIES Santa clara, Califórnia

✠ É uma técnica ortodôntica que utiliza uma série de alinhadores de plástico transparente para mover os dentes.

✠ Usado durante um mínimo de 20 horas por dia.

✠ Mudança numa base de 2 semanas.

✠ Cada alinhador move um dente ou um pequeno grupo de dentes cerca de 0,25 - 0,33 mm

✠ A tecnologia Align, que utiliza a tecnologia de digitalização, imagiologia e fabrico assistidos por computador, levou esta técnica ao domínio de todos os consultórios de ortodontia.

✠ O aspeto revolucionário do invisalign é a **digitalização e a obtenção de imagens de moldes de alta precisão** feitos a partir de impressões muito precisas (impressão de silicone polivinílico). Isto permite que os dentes do paciente sejam reproduzidos como **um modelo 3D "no ecrã"**, que pode ser manipulado e virtualmente corrigido através de um plano de tratamento desenvolvido pelo ortodontista e traduzido pela invisalign utilizando um software sofisticado e próprio. (tecnologia CAD-CAM) O clínico tem a capacidade de visualizar os modelos "virtuais" desde a má oclusão até à correção, movimento a movimento, através de um programa de ligação à Internet chamado **Clincheck.** As alterações são efectuadas através do sistema Clincheck até que o resultado obtido seja do agrado do clínico. Só depois é que os alinhadores são feitos e enviados.

✠ Estão a ser testadas as capacidades de investigação extrusiva, intrusiva e rotativa

✠ O software individualiza cada dente, para que possam ser reposicionados individualmente, e o software relaciona os dentes superiores e inferiores em conjunto, de modo a manter a coordenação entre as arcadas.

✠ O processo de fabrico é uma tecnologia assistida por computador. Os modelos 3D de cada configuração no realinhamento são transformados em modelos impressos através de um processo de construção a laser. Estes modelos são depois utilizados para fabricar os alinhadores formados por pressão

✠ [As reduções interproximais são efectuadas no momento da entrega dos alinhadores.

✠ Um tratamento invisalign típico requer cerca de 25 alinhadores e 50 semanas de tratamento.

✠ Lida melhor com alinhamentos simples a moderados sem extração do que com correcções de extração ligeiras a moderadas

✠ Tem apenas uma capacidade limitada de manter os dentes na vertical durante o encerramento do espaço.

Condições tratadas com invisalign

Pode ser utilizado como RETENTORES, GUARDA-NOITES, ESPINHOS PARA A ATM, BANDEJAS DE DESCOBERTA E PARA A MOVIMENTAÇÃO DOS DENTES

Movimentos dos dentes

a. Problemas ligeiramente apinhados e desalinhados (1 - 5mm) O tratamento pode ser efectuado com uma ligeira expansão lateral ou anterioposterior, com uma pequena redução interporximal do dente ou com a remoção do incisivo inferior.

b. Espaçamento de 1 - 5mm

c. Problemas de sobremordida profunda (tipo classe II Div 2) em que a sobremordida pode ser reduzida através da intrusão e avanço dos incisivos

d. Arcos estreitos.

Alguns aspectos são mais difíceis de tratar

- Aglomeração e espaçamento superior a 5 mm
- Discrepâncias esqueléticas ântero-posteriores superiores a 2 mm
- Discrepâncias CR e Co
- Mais de 20 rotaçõesº
- Mordidas abertas
- Extrusões
- Dentes muito inclinados (mais de 45)º
- Dentes com coroas clínicas curtas
- Arcos com vários dentes em falta.

Embora alguns aspectos sejam difíceis de tratar com invisalign. Podem ser efectuadas combinações de tratamentos. O aparelho convencional pode ser utilizado em conjunto com o invisalign sempre que necessário.

Vantagens

1. Estética ideal: os alinhadores são relativamente invisíveis, à exceção de um ligeiro brilho dos dentes à vista.
2. Fácil de utilizar para o doente

3. Confortável

4. Simplicidade de cuidados e melhor higiene oral

5. Invisalign permite a utilização de alinhadores de refinamento que podem ser adicionados no final dos procedimentos de tratamento programados.

Desvantagens

1. Controlo limitado do movimento da raiz, como o paralelismo da raiz, a correção da rotação grosseira, a verticalização e a extrusão do dente.

2. Correção intermaxilar limitada: uma discrepância esquelética grave não pode ser contemplada apenas com invisalign. Seria necessária uma cirurgia ou uma fase funcional pré-invisalign.

3. Falta de controlo por parte do operador: como os alinhadores são pré-fabricados, não há possibilidade de os alterar.

Assim, é uma técnica estética utilizada para tratar casos de alinhamento simples a moderado em adultos.

10:4:2B ORTODONTIA LINGUAL

A maioria dos pacientes de ortodontia lingual são adultos e têm maiores exigências e expectativas do que os pacientes de ortodontia labial.

Vantagens :

1. A superfície do esmalte labial é preservada, o que desempenha um papel estético importante. Evita-se a suscetibilidade desta superfície de esmalte à descalcificação permanente na sequência de insultos químicos de materiais condicionadores e à acumulação de placa bacteriana.

2. O aparelho lingual permite um acesso fácil para os procedimentos de higiene oral de rotina.

3. A avaliação das posições individuais dos dentes pode ser facilmente avaliada, uma vez que a superfície labial está isenta de braquetes metálicos (ou) plásticos que possam distrair

Os aparelhos linguais são eficazes nas seguintes situações

1. Intrusão de dentes anteriores.

✠ O posicionamento do bracket lingual é ditado pela morfologia da superfície lingual, coloca o bracket mais perto do C_{RES} do dente. Permite que o retor de força intrusiva seja direcionado através do C_{RES} do dente.

✠ A dentição anterior mandibular oclui com o plano horizontal anterior dos freios anteriores maxilares, resultando no efeito BITE PLANE. O efeito líquido é uma FORÇA INTRUSIVA CONTÍNUA LEVE nos segmentos anteriores e uma força extrusiva passiva nos segmentos posteriores.

2. Expansão da arcada maxilar

✠ A expansão dentoalveolar mais notável é conseguida através da mecânica lingual

As razões podem dever-se a

i. A força desenvolvida num TIPO CENTRIFUGAL (do interior para o exterior do arco)

ii. A espessura dos brackets que se interpõem entre a língua e a parede lingual dos dentes contribui para o efeito expansivo/.

iii. A curta distância interbraquetes pode desempenhar um papel significativo

3. Combinação da terapia de reposicionamento mandibular com movimentos ortodônticos :

Normalmente, os doentes com DTM são tratados em 2 fases clínicas distintas. A fase inicial consiste na terapia com talas, seguida de alterações na oclusão.

O sistema de aparelhos linguais permite o tratamento simultâneo de ambas as arcadas. O plano inclinado anterior orientado oclusalmente funciona como um plano de mordida. São adicionados mini-suportes planos em acrílico aos 1st e 2nd molares. Esta combinação pode estimular a ação da tala convencional, permitindo assim que o tratamento progrida simultaneamente em ambas as arcadas.

4. **Distalização dos molares superiores**

O bracket lingual é colocado mais perto de C_{ROT} do que o bracket labial. A distalização do molar através da técnica lingual produz mais movimento corporal do dente e menos inclinação dentária.

A ORTODONTIA LINGUAL SEGMENTAL é altamente eficaz em casos multidisciplinares para a verticalização de molares, erupção forçada, correção de mordidas cruzadas e rotações dentárias.

Os valores de inout variaram dramaticamente entre os segmentos anterior e posterior. Ajustar este facto apenas com o desenho do bracket, tornaria o bracket anterior muito espesso. Assim, uma dobra de primeira ordem foi colocada na inserção do canino e pré-molares e dos pré-molares e molares. Isto dá uma forma de sala de musculação ao fio.

Efeitos do arco em forma de cogumelo com curva inversa no incisivo inferior de um paciente adulto (AO 2001, Vol 72 No.6)

Os resultados revelaram que o arco é capaz de intruir os incisivos inferiores com efeitos secundários mínimos nos dentes posteriores. Não ocorreu nenhuma alteração no ângulo mandibular.

10:4:3 Encerramento de espaços (Vs) Substituições protéticas em locais de extração antigos

✠ O encerramento de um local de extração antigo num adulto é problemático devido à reabsorção e remodelação do osso alveolar que ocorreu.

✠ A reabsorção resultou numa diminuição da altura vertical do osso.

✠ A remodelação produziu um estreitamento bucolingual do processo alveolar.

O encerramento de espaços requer a remodelação das placas corticais vestibular e lingual. Mesmo assim, a resposta do osso cortical é MAIS LENTA.

Se um molar tiver de ser movido para a frente num local de extração antigo, são colocados implantes TEMPORÁRIOS no ramo para proporcionar a ancoragem necessária

Caso contrário, o local de extração parcialmente fechado pode ser aberto através de um tratamento ortodôntico simples e substituir o dente em falta por uma ponte ou um implante

A decisão deve ser tomada depois de consultar o protésico.

10:5 MECANOTERAPIA MODIFICADA PARA ADULTOS

O tratamento com arcada segmentada é amplamente utilizado em adultos. Cria uma unidade de ancoragem estável que consiste em vários dentes rigidamente ligados entre si para criar um equivalente funcional de um único dente de ancoragem grande e multi-radicular. Esta ancoragem é utilizada para fornecer uma força controlada com precisão contra os dentes a serem movidos.

10:5:1 A intrusão é frequentemente necessária para o nivelamento de ambas as arcadas. Devido à falta de crescimento, mesmo pequenas extrusões levam a rotações mandibulares.

É conseguida através da MECÂNICA SECCIONAL em adultos. Em adultos com envolvimento periodontal, a ancoragem é suscetível de ser comprometida, pelo que são utilizadas arcadas linguais soldadas para ancoragem.

Arcos depressores do tipo Burstone (ou) **arcos utilitários de Rickets**, ambos utilizando um longo vão desde os segmentos posteriores estabilizados até à área anterior onde se pretende a intrusão.

As forças devem ser extremamente leves para a intrusão anterior, caso contrário a posterior será extrudida. O potencial problema com a intrusão em adultos periodontalmente afectados é o DEEPENENING OF PERIODONTAL POCKETS devido à formação de um cuff epitelial.

O rácio coroa/raiz é um fator importante no prognóstico a longo prazo - o encurtamento da coroa melhora-o.

10:5:2 Encerramento do espaço: O fio de arco contínuo pode ser utilizado para o encerramento do espaço em adultos, mas a abordagem segmentada tem as suas próprias vantagens.

1. A retração direta de HG para dentes deslizantes ao longo da arcada não é possível porque não é realista esperar que um adulto a use a tempo inteiro.

2. O fecho do espaço em duas etapas com mecânica sem fricção reduzirá a tensão na ancoragem e é altamente recomendado.

3. As tentativas de limpeza de espaços em locais de extração antigos são problemáticas. Planear uma substituição protética.

10:5:3 Acabamento e pormenorização

✠ A conclusão não difere significativamente da adolescência

✠ Os pacientes com perda periodontal moderada a grave são estabilizados com retentores imediatamente colocados **(pastilha de plástico sugada) assim** que os arcos de acabamento são removidos.

✠ Posteriormente, procede-se à pormenorização da relação oclusal através do equilíbrio.

✠ Nos doentes com DTM submetidos a um tratamento completo, a utilização de uma tala **interoclusal** evita a recorrência do cerramento e do ranger de dentes.

11:1 ORTODONTIA CIRÚRGICA

✠ A correção de uma deformidade esquelética grave num adulto é conseguida por meios cirúrgicos. 10 a 20% dos adultos enquadram-se nesta categoria.

✠ A OGS envolve basicamente a fratura planeada das partes do esqueleto facial e o seu reposicionamento conforme desejado.

✠ O OGS pode ser efectuado em ambos os maxilares e em todos os 3 planos do espaço.

No plano anterioposterior.

✠ A deficiência mandibular requer BSSO e avanço mandibular.

✠ O excesso mandibular requer BSSO e recuo mandibular.

✠ Proclinação dento-alveolar grave como nos casos de protusão bimaxilar - requer osteotomia segmentar anterior.

No plano vertical

✠ Excesso maxilar vertical - Osteotomia de Lefort com reposicionamento superior.

No plano transversal

✠ Os problemas esqueléticos exigiam uma EXPANSÃO PALATAL RÁPIDA ASSISTIDA CIRURGICAMENTE

(SARPE) (JCO -1995 - DEZ - VOL29)

Os resultados obtidos nos planos transversais são mais instáveis O SARPE reduz a resistência da sutura palatina média fechada. Mesmo depois disso, é necessária uma retenção adequada. O aparelho de expansão é cimentado antes da cirurgia e ativado 3 a 4 ¼ de voltas pelo cirurgião após a realização dos cortes ósseos. (1 corte na linha média e 2 cortes laterais nos glúteos maxilares acima dos ápices radiculares). A expansão adicional é conseguida em incrementos diários durante cerca de 2 semanas O RPE é deixado no local sem ativação durante 3 meses.

11:2 O ortodontista pode ajudar a obter melhores resultados da **cirurgia ortognática**

✠ Facilitar a deslocação dos segmentos cirúrgicos através da ortodontia pré-cirúrgica.

✠ Facilitar a fixação

✠ Ajuda no estabelecimento de uma oclusão estável através de ortodontia pós-cirúrgica.

✠ Retenção adequada

Retenção 12:1

✠ A retenção é um aspeto crítico e desafiante da ortodontia de adultos.

✠ Os princípios gerais de retenção são válidos para os doentes adultos.

✠ Os mecanismos de retenção devem fazer parte do plano de tratamento original.

✠ Em muitos casos de ortodontia de adultos, a necessidade de estabilização pós-ortodôntica coincidirá com a necessidade de restauração de dentições mutiladas e estabilização da arcada cruzada.

✠ Pode incluir retentores removíveis, procedimentos operatórios e/ou retenção fixa.

✠ Quando o paciente tem actividades anormais dos músculos do lábio, da língua ou da bochecha, cabe ao ortodontista preparar o paciente para o uso prolongado de aparelhos de contenção fixos.

12:2 Periodontal - Procedimentos de retenção cirúrgica

Podem ser necessários determinados procedimentos cirúrgicos periodontais para alcançar a estabilidade global do paciente adulto tratado.

Os procedimentos que podem ter de ser efectuados são os seguintes

✠ **Precisão**

✠ **Gengivectomia e Gengivoplastia.**

12:2:1 Precisão

✠ Dentes com rotação significativa devem ser corrigidos numa extensão de 5-10° antes da descolagem.

✠ Uma fibrotomia gengival supracrestal reduzirá o risco de recidiva.

12:2:2 Gengivectomia e gengivoplastia:

Estes procedimentos são indicados quando alterações verticais significativas, como a correção da sobremordida profunda, foram feitas ortodonticamente.

Em geral, os adultos necessitam de um período de retenção mais longo.

12:3 Tipos de retentores utilizados

O retentor de Hawley continua a ser o retentor mais comummente utilizado.

✠ **Hawley's com berço de língua**

Indicado no tratamento de problemas neuro-musculares residuais, nomeadamente problemas posturais da língua.

✠ **Retentores linguais coláveis**

São utilizados principalmente nos segmentos inferiores em pacientes que necessitam de uma retenção a longo prazo. São estéticos e normalmente passam despercebidos.

✠ **Aparelhos de contenção invisíveis**

São retentores que cobrem totalmente as coroas clínicas e uma parte do tecido gengival. São fabricadas em lâminas termoplásticas transparentes ultra-finas com uma máquina Biostar. São estéticos e passam muitas vezes despercebidos. Podem ser utilizados em pacientes adultos que estão especialmente preocupados com a estética.

✠ **Procedimentos de restauração abrangentes**

As coroas e pontes podem ser necessárias em casos de mutilação no final do tratamento ortodôntico. Não são apenas substitutos protéticos, mas também retêm os dentes.

✠ **Splinting e ortodontia de adultos**

As dentições mutiladas que apresentam problemas periodontais com perda qualitativa e quantitativa do aparelho de fixação podem necessitar de alguma forma de imobilização temporária ou permanente, parcial ou total da arcada.

13:0 TÉCNICAS MAIS RECENTES:

13:1 ORTODONTIA ASSISTIDA POR CORTICOTOMIA - (**JCO 2001 MAY- Chung OH e KO)**

A CORTICOTOMIA tem sido utilizada em casos difíceis de adultos como uma alternativa ao tratamento ortodôntico convencional ou à cirurgia ortognática. O procedimento original de osteotomias de um único dente ou corticotomias foi introduzido por KOLE em 1959. A resistência primária ao movimento dentário encontra-se na camada cortical - a corticotomia faz com que os dentes se movam mais rapidamente. Os dentes actuam como pegas através das quais as bandas de osso medular menos denso são movidas bloco a bloco.

Assim, o movimento dentário ortodôntico após a corticotomia é um processo de movimentação de blocos de osso, em vez de mover apenas dentes individuais.

Pode ser utilizado no tratamento de

1. Dentes anquilosados

2. Dentes rodeados por osso cortical estreito

3. Discrepâncias significativas no comprimento da arcada

4. Maxila com constrição transversal

5. Pode ser utilizada para intrusão posterior e retração anterior rápida com ancoragem máxima

6. Pode ser combinado com a terapia ortopédica

A cirurgia de corticotomia inicia e potencia o processo normal de cicatrização através de uma explosão transitória acelerada de remodelação de tecidos duros e moles, através de um processo denominado **FENÓMENO ACELERATÓRIO REGIONAL (RAP).** Foi descrito por um ortopedista, **Harold Frost**.

No osso alveolar adjacente à corticotomia, verificou-se um aumento acentuado do turn over ósseo regional. O tecido forma-se 2 a 10 vezes mais rapidamente do que o processo normal de regeneração regional.

RAP - diminuiu a duração do tratamento, especialmente em adultos e casos multilados em que a ortodontia convencional pode não ser possível.

Exemplos de aplicações clínicas do RAP em Ortodontia

- Retração simples do canino imediatamente após a extração de 1st pré-molar
- Diversos procedimentos de corticotomia.
- Procedimento de osteogénese de distração

TRATAMENTO ACELERADO DA INVISIBILIDADE

(Albert H. Owen) (JCO 2002 junho Vol. 35 No.6)

Thomas e William Wilcko, utilizando a tomografia computorizada, descobriram que o movimento rápido dos dentes após as corticotomias se devia à redução da mineralização do osso alveolar que alojava os dentes envolvidos.

A TC de acompanhamento de 2 anos mostrou que o osso alveolar estava adequadamente remineralizado. Wilckos pensou que o paciente poderia beneficiar de um aumento alveolar em conjunto com um procedimento de decorticação. (O aumento aumenta a altura da crista alveolar, aumenta a espessura do osso alveolar e previne as deiscências.

A técnica desenvolvida por Wilckos, denominada Sistema **WILCKODONTICS** (ou) **ORTODONTIA OSTEOGÉNICA ACELERADA**

(AOO) é semelhante à corticotomia de um só dente. Aqui ela é alargada a todos os dentes a serem movimentados ortodonticamente.

Procedimento: 1. FA abrangente.

2. Falha de espessura total - decorticação do osso alveolar

3. Colocação de agumentação de enxerto ósseo reabsorvível.

4. Fecho do retalho de tecido mole.

Após o procedimento cirúrgico, o ajuste ortodôntico é efectuado semanalmente para aproveitar a RAP, que dura apenas 3 a 4 meses. O ritmo de deslocação dos dentes volta ao normal após a cicatrização do osso.

Owen combinou o **procedimento AOO e a terapia Invisalign** nos seus pacientes adultos. Após 10 dias de cicatrização sem intercorrências, foram colocados alinhadores. Verificou-se que o movimento dentário foi 3 a 4 vezes mais rápido.

14.0 CONCLUSÃO

As modificações biomecânicas feitas para acomodar o tratamento ortodôntico de dentições adultas são geralmente pequenas e aderem às leis básicas da física, conforme elas se aplicam à movimentação dentária ortodôntica. Algumas apresentações de adultos requerem mudanças na estratégia de tratamento do que seria empregado em pacientes adolescentes para alcançar objetivos semelhantes. Noutros casos, os próprios objectivos podem ter de ser modificados devido à falta de potencial de crescimento, a restrições de tratamento impostas pelo paciente ou à presença de múltiplos dentes em falta ou comprometidos. Ao planear o tratamento e a mecanoterapia, tendo em conta as circunstâncias individuais que podem afetar a resposta biológica do paciente ao tratamento, os objectivos realistas da ortodontia podem ser mutuamente reconhecidos e acordados tanto pelo profissional como pelo paciente, antes do início da terapia, resultando numa experiência imensamente gratificante).

15.0 REFERÊNCIAS

[1] Vanarsdall RL, Musich DR. Ortodontia para adultos: Diagnóstico e tratamento. In: Graber TM, Vanarsdall

RL, Vig KWL (eds). Orthodontics: Princípios e técnicas actuais. 4ª edição, St Louis: Mosby,

2005: 937-992

[2] Kalia S, Melsen B. Interdisciplinary approaches to adult orthodontic care. J Orthod 2001; 28(3): 191-196.

[3] Brandt S. The future of orthodontics (O futuro da ortodontia). J Clin Orthod. 1976;10:668.

[4] Gorman JC. Tratamento com aparelhos linguais: as alternativas para pacientes adultos. J Adult Orthodont Orthognath Surg. 1987;3:131.

[5]. Musich DR. Avaliação e descrição das necessidades detratamento de pacientes adultos avaliados para terapia ortodôntica, Partes I-III. Int J Adult Orthodon Orthognath Surg. 1986;1:5

5.

[] Bishara SE. Textbook of orthodontics. WB Saunders Co, 2001

[5] Sheridan JJ. O canto do leitor. J Clin Orthod 2005; 39(4): 219- 223

[6] Houston WJB. Rotações de crescimento mandibular - seus mecanismos e importância. Eur J Orthod

1988;10:369-373.

7. Alexander RG, Sinclair PM, Goates LJ. Diagnóstico diferencial e planeamento do tratamento para o paciente ortodôntico adulto não cirúrgico. Am J Orthod Dentofacial Orthop. 1986;89:95-112.

[7] Kokich V. O papel da ortodontia como adjuvante da terapia periodontal, In: Newman MG, Takei

HH, Carranza FA, eds. Periodontologia clínica, 9ª ed., Filadélfia, WB Saunders Co, 2002

[8] Ong MA, Wang HL, Smith FN. Inter-relações entre periodontia e ortodontia de adultos. J Clin Periodontol 1998;25:271-277

[9] Zachrisson BU, Buyukyilmaz T. Recent advances in bonding to gold, amalgam and porcelain (Avanços recentes na adesão ao ouro, amálgama e porcelana). J Clin Orthod 1993;27: 661-75

[10] Forsberg CM, Brattstrom V, Malmberg E, Nord CE. Fios de ligadura e anéis elastoméricos: dois métodos de ligadura e a sua associação com a colonização microbiana de Streptococcus mutans e Lactobacilli. Eur J Orthod 1991;13:416-420

[11] Mirabella AD, Artun J. Factores de risco para a reabsorção radicular apical dos dentes anteriores maxilares em pacientes ortodônticos adultos. Am J Orthod Dentofac Orthop 1995;108:48-55

[12] . Malmgren O, Levander E. Minimizando a reabsorção radicular induzida ortodonticamente. Em Graber TM, Eliades T, Athanasiou AE (eds). Risk management in orthodontics: Guia do especialista para a má prática. Quintessence Publishing Co, 2004.

[13] . Proffit WR, Fields HW, Sarver DM. Ortodontia Contemporânea. 4ª Ed, St Louis, Mosby, 2007

[14] McNamara JA, Seligman DA, Okeson JP. Oclusão, tratamento ortodôntico e desordens temporomandibulares: uma revisão. J Orofacial Pain 1995;9:73-90

[15] Melsen B. Limitações na ortodontia de adultos. In: Melsen B (ed). Current controversies in orthodontics. Quintessence Publishing Co, 1991.

[16] Jowsey J, Phil D, Kelly PJ, Riggs BL, Bianoco AJ Jr, Scholz DA, et al. Quantitative microradiographic studies of normal and osteoporotic bone (Estudos microradiográficos quantitativos de osso normal e osteoporótico). J Bone Joint Surg 1965;47:785-806.

[17] Melsen F, Mosekilde L. The role of bone biopsy in the diagnosis of metabolic bone disease. Orthop Clin North Am 1981;12:571- 602. Revista Europeia de Medicina Molecular e Clínica ISSN 2515-8260 Volume 7, Número 4, 2020

18] Boyd RL, Leggott PQ, Quinn RS, et al. Implicações periodontais do tratamento ortodôntico em adultos com tecidos periodontais reduzidos ou normais versus os de adolescentes. Am J Orthod Dentofacial Orthop 1989;96:191-198 [19] Bond JA. A criança versus o adulto. Dent Clin North Am 1972;16:401-412.

[20] Reitan K. Tissue reaction as related to the age fator. Registo dentário 1954;74:271-279.

[21] Proffit WR, Fields HW, Sarver DM. Ortodontia Contemporânea. 4ª ed., St Louis, Mosby, 2007.

[22] Williams S, Melsen B, Agerbaek N, Asboe V. O tratamento ortodôntico da má oclusão em pacientes com doença periodontal prévia. Br J Orthod 1982;9:178-84.

[23] Reitan K. Effects of force magnitude and direction of tooth movement on different alveolar bone types. Angle Orthod 1964;34(4):244-55.

[24] Reitan K. Initial tissue behavior during apical root resorption (comportamento inicial dos tecidos durante a reabsorção radicular apical). Angle Orthod 1974;44:68-82.

[25] Mirabella AD, Artun J. Factores de risco para a reabsorção radicular apical dos dentes anteriores maxilares em pacientes ortodônticos adultos. Am J Orthod Dentofac Orthop 1995;108:48-55

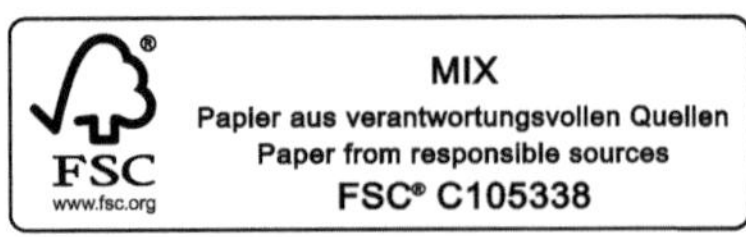

Printed by Books on Demand GmbH, Norderstedt / Germany